BEI GRIN MACHT SICH IHR WISSEN BEZAHLT

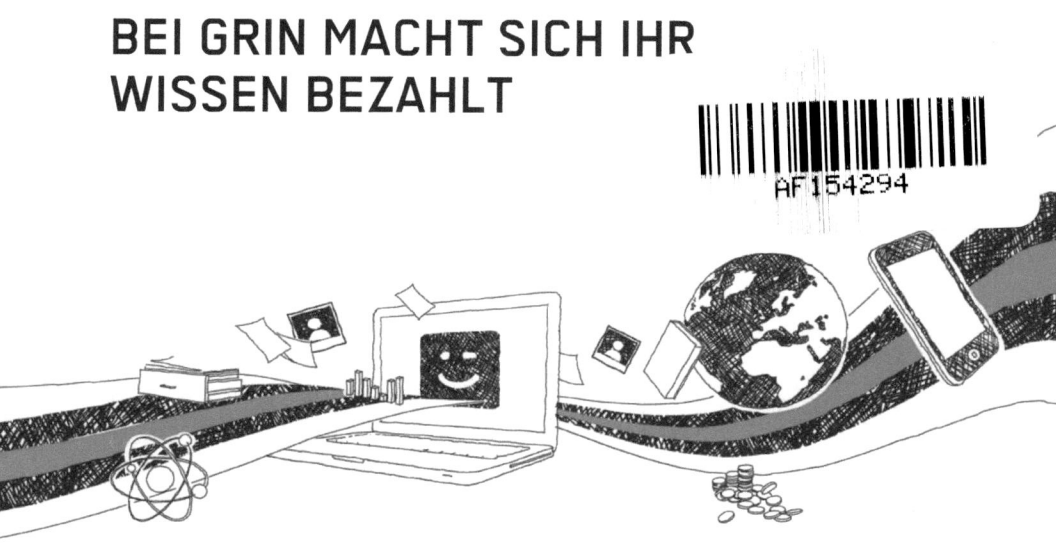

- Wir veröffentlichen Ihre Hausarbeit, Bachelor- und Masterarbeit

- Ihr eigenes eBook und Buch - weltweit in allen wichtigen Shops

- Verdienen Sie an jedem Verkauf

Jetzt bei www.GRIN.com hochladen und kostenlos publizieren

GRIN

Internationale Aspekte des Gesundheitswesens und der Gesundheitspolitik

Die Themenfelder Schutz vor Passivrauchen, schwerwiegende grenzüberschreitende Gesundheitsgefahren und grenzüberschreitende Gesundheitsversorgung der EU

Anja Luther

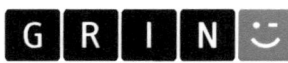

Bibliografische Information der Deutschen Nationalbibliothek:

Die Deutsche Nationalbibliothek verzeichnet diese Publikation in der Deutschen Nationalbibliografie; detaillierte bibliografische Daten sind im Internet über http://dnb.d-nb.de abrufbar.

ISBN: 9783346518330
Dieses Buch ist auch als E-Book erhältlich.

Druck und Bindung: Books on Demand GmbH, Norderstedt Germany
Gedruckt auf säurefreiem Papier aus verantwortungsvollen Quellen

Das vorliegende Werk wurde sorgfältig erarbeitet. Dennoch übernehmen Autoren und Verlag für die Richtigkeit von Angaben, Hinweisen, Links und Ratschlägen sowie eventuelle Druckfehler keine Haftung.

Das Buch bei GRIN: https://www.grin.com/document/1141650

HOCHSCHULE MAGDEBURG STENDAL (FH)

Fernstudiengang

„Angewandte Gesundheitswissenschaften (B. Sc.)" und

„Management im Gesundheitswesen (M.A)"

Studenübergreifende Hausarbeit

„Europäische Gesundheitspolitik: Geschichte, gegenwärtige Situation, zukünftige Perspektiven" im Rahmen des 6. Semesters in der 8. Präsenzphase in 02/2011 und „Internationale
Aspekte des Gesundheitswesens und der Gesundheitspolitik"
im Rahmen der 11. Präsenzphase in 04/2016

**Gesundheitsförderung, Infektionsschutz und Gesundheitsversorgung sowie weitere
wichtige internationale politische Aufgaben im Bereich Public Health**

von

Anja Luther

Abgabedatum: 12.04.2011 und 20.06.2016

Inhaltsverzeichnis

1   Einleitung 3

TEIL A   EUROPÄISCHE GESUNDHEITSPOLITIK: GESCHICHTE, GEGENWÄRTIGE SITUATION,

ZUKÜNFTIGE PERSPEKTIVEN 4

2   Europäische Union im Bereich Public Health 4

2.1   Die Europäische Union 4

2.2   Kompetenzen 4

2.3   Prioritäten 5

2.4   Instrumente 6

2.5   Grundsätze 7

2.6   Risiken 8

TEIL B   INTERNATIONALE ASPEKTE DES GESUNDHEITSWESENS UND DER GESUNDHEITSPOLITIK

.... 8

3   Themenfeld 1: Schutz vor Passivrauchen 8

3.1   Tabak-Rahmenkonvention 8

3.2   Leitlinien der WHO zum Schutz vor Passivrauchen (2007) 9

3.3   Maßnahmen auf internationaler, europäischer und nationaler Ebene 9

3.4   Gesetzgebung auf EU-Ebene: Empfehlung 2009/C 296/02 10

3.5   Gesetzgebung auf nationaler Ebene und hieraus entstehende Folgen 10

4   Themenfeld 2: Schwerwiegende grenzüberschreitende Gesundheitsgefahren 10

4.1   Robert Koch-Institut (RKI) – Zuständigkeit und Zusammenarbeit 10

4.2   Zusammenarbeit im Falle eines Ausbruchsgeschehens auf europäischer und inter-

nationaler Ebene 11

4.3   Europäische Zentrum für die Prävention und Kontrolle von Krankheiten (ECDC) ... 11

4.4   Verordnung (VO) Nr. 851/2004 12

4.5   Güterschutz und Verhältnismäßigkeit bei der Rechtsgüterabwägung 12

4.6   Internationale Gesundheitsvorschriften (IGV) / International Health Regultions (IHR) ... 13

5   Themenfeld 3: Grenzüberschreitende Gesundheitsversorgung in der EU 14

5.1   Art. 168 (7) des Vertrages über die Arbeitsweise der Europäischen Union (AEUV) ... 14

5.2   Urteil des Europäischen Gerichtshofs (EuGH) C-120/95 14

5.3   Urteil des Europäischen Gerichtshofs (EuGH) C-358/99 15

5.4   Verordnung (VO) (EG) Nr. 883/04 – ungeplante med. Leistungsinanspruchnahme ... 15

5.5   Verordnung (VO) (EG) Nr. 883/04 – gezielte med. Leistungsinanspruchnahme 16

5.6   Richtlinie (RL) 2011/24/EU – Patientenmobilitätsrichtlinie – erweiterte Regelung 16

Literaturverzeichnis 18

1   Einleitung

Die vorliegende Hausarbeit gliedert sich in zwei Teile. Sie konzentriert sich insbesondere auf gesundheitspolitische Fragen innerhalb der EU und der damit einhergehenden multiliberalen Zusammenarbeit aller EU-Mitgliedsstaaten. Teil A setzt sich mit der europäischen Gesundheitspolitik mit ihrer Geschichte, der gegenwärtige Situation und ihren zukünftigen Perspektiven auseinander. Teil B zeigt drei verschiedene Themenfelder zu internationalen Aspekten des Gesundheitswesens und der Gesundheitspolitik auf. Die Themenfelder umfassen: (1) Schutz vor Passivrauchen, (2) Überwachung und Kontrolle von schwerwiegenden Gesundheitsgefahren und die (3) grenzüberschreitende Gesundheitsversorgung innerhalb der EU. Das Kapitel 3 behandelt hierbei das Themenfeld 1. Es widmet sich dem Tabakrahmenübereinkommen / Tabak-Rahmenkonvention (TRÜ), engl. Framework Convention on Tobacco Control (FCTC) und bezieht sich dabei auf die Leitlinien zum Schutz vor Passivrauchen der Weltgesundheitsorganisation (WHO). Im Anschluss daran werden die daraus resultierenden Maßnahmen auf internationaler, europäischer und nationaler Ebene abgebildet. Zu den hieraus entstandenen Konsequenzen für die Gesellschaft auf nationaler Ebene - welche bis heute noch greifen - wird zudem zu einem Urteil des Bundesverfassungsgerichts aus dem Jahr 2008 Bezug genommen. Kapitel 4 befasst sich mit dem Themenfeld 2. Es beschreibt die Zusammenarbeit im Falle eines Ausbruchsgeschehens auf europäischer Ebene. Dabei wird auf folgende Institutionen näher eingegangen: das Europäische Zentrum für die Prävention und Kontrolle von Krankheiten (ECDC) und das Robert Koch-Institut (RKI) auf nationaler Ebene. Die Zusammenarbeit dieser Institutionen wird zudem mit Rechtsgrundlagen untermauert. Das Kapitel 5 erläutert das Themenfeld 3, die grenzüberschreitende Gesundheitsversorgung in der EU. Es beschreibt u. a. die Kostenerstattung bzw. Leistungsinanspruchnahme bei Aufenthalt in einem Gastland bei gezielter und ungeplanter ambulanter sowie stationärer Inanspruchnahme und geht im Anschluss auf die Patientenmobilitätsrichtlinie etwas näher ein.

TEIL A

EUROPÄISCHE GESUNDHEITSPOLITIK: GESCHICHTE, GEGENWÄRTIGE SITUATION, ZUKÜNFTIGE PERSPEKTIVEN

2 Europäische Union im Bereich Public Health

2.1 Die Europäische Union

Seit Mitte der 1970er Jahre stehen Fragen zur öffentlichen Gesundheit auf der Agenda der Europäischen Gemeinschaft. Ein Jahrzehnt später etablierte sich der Gesundheitsministerrat zu einer dauerhaften Einrichtung. Auf Anregung des europäischen Rates nahmen sie im Anschluss daran zunächst den Kampf gegen Krebs auf. Das erste europäische Gesundheitsprogramm „Europa gegen Krebs" diente als Initialzündung für verstärkte Aktivitäten für die öffentliche Gesundheit in der Europäischen Gemeinschaft. Im Jahr 1993 markierte das Inkrafttreten des Vertrages von Maastricht die Geburtsstunde der EU. Die Zuständigkeiten für das Gesundheitswesen und die damit verbundene Gesundheitspolitik wurden in Artikel 129 des Vertrages geregelt.

Zwar befinden sich die Gesundheitssysteme weiterhin im Kompetenzbereich der einzelnen Mitgliedsstaaten, jedoch bietet eine Zusammenarbeit europäischer Staaten gerade im Bereich Public Health sehr große Vorteile. So gehören beispielsweise Herz- und Kreislauferkrankungen mit einem Anteil von 40,0 % bzw. 2 Mill. Toten pro Jahr zu den häufigsten Todesursachen innerhalb der EU. Die Zusammenarbeit im Bereich von Public Health innerhalb der EU fördert daher nicht nur die Forschung und Entwicklung sowie den Austausch von Informationen innerhalb der Staatengemeinschaft, sondern konzentriert sich vor allem auf Gesundheitsgefahren, deren Prophylaxe und Aufklärung. Ziel ist es, den Bürgern nahe zu bringen, sich für eine gesündere Lebensweise zu entscheiden[1,2].

2.2 Kompetenzen

Im Vertrag über die Arbeitsweise der Europäischen Union (AEUV) wird in Artikel 168 festgelegt, dass die EU bei ihrer Politik ein hohes Gesundheitsschutzniveau sicherzustellen hat. Die Europäische Union soll gemeinsam mit ihren Mitgliedsstaaten auf die Verbesserung der Gesundheit der Bevölkerung, die Verhütung von Humankrankheiten und die Beseitigung von Ursachen für die Gefährdung der körperlichen und geistigen Gesundheit hinarbeiten[3]. Gesundheit wird in den Artikeln des Vertrages in verschieden Bereichen, wie z. B. Binnenmarkt, Entwicklungspolitik, Forschung, Umwelt, Verbraucherschutz, soziale Angelegenheiten, einschließlich der Sicherheit und Gesundheit am Arbeitsplatz sowie in vielen weiteren Bereichen

---

[1] Kaba-Schönstein
[2] Gesundheit-EU
[3] Vertrag von Lissabon (2007): S. 133

angesprochen[4] (beispielsweise Artikel 156 AEUV, Gesundheitsschutz am Arbeitsplatz oder Artikel 191 AEUV, Umweltpolitik / Schutz der menschlichen Gesundheit)[5].

2.3   Prioritäten

Im Bereich der öffentlichen Gesundheit sollten u. a. folgende Themen Priorität haben:

-    Das Schaffen gesundheitsfördernder Lebenswelten für die Kindergesundheit im Setting Schule und Kindergarten,
-    verbesserter Umwelt- und Gesundheitsschutz gegen Allergien,
-    gesetzliche Bestimmungen und Harmonisierung der Maßnahmen im Hinblick auf Hygiene und öffentliche Gesundheit.

Im 20. Jahrhundert konnte die Lebenserwartung der Bevölkerung um 30 bis 35 Lebensjahre verlängert werden. Schätzungsweise nur fünf der hinzugewonnenen Lebensjahre konnten hierbei durch Erfolge der kurativen Medizin erzielt werden. Jedoch 25 bis 30 Lebensjahre sind auf die Erfolge verbesserter Lebensverhältnisse - maßgeblich gefördert durch Hygiene und öffentliche Gesundheit - zurückzuführen. Der Umstand, dass mit Steigerung der Lebensjahre auch die Anzahl der chronischen Erkrankungen stetig zunimmt, stellt die Gesellschaft vor eine große Herausforderung[6]. Vor allem bei Kindern sind in den letzten dreißig Jahren Übergewicht und Adipositas drastisch angestiegen und begünstigen zusätzlich die Inzidenzen chronischer Krankheiten. Im Jahr 2006 lag die Prävalenz von Übergewicht in der EU schätzungsweise bei 30 % der Bevölkerung[7]. Die deutschen Daten der KiGGS bestätigen, dass die Gesundheit der nachwachsenden Generation zwar im Großen und Ganzen gut ist, jedoch zeigen sich Defizite, die Anlass zur Sorge geben. Ungesunde Ernährung, Bewegungsmangel, Allergien und Übergewicht sind nur einige Beispiele für die festgestellten gesundheitlichen Probleme der jungen Generation. Die daraus resultierenden Spätfolgen stellen eine erhebliche Belastung für die nationalen Gesundheitssysteme dar[8].

Allein in Europa leidet jedes vierte Kind unter zehn Jahren heute unter einer Allergie. Jedes siebte Kind in Europa leidet an Asthma. Doch Asthma ist nur eine der möglichen Erscheinungsformen von allergischen Erkrankungen. Diese sind im Begriff, ein großes volksgesundheitliches Problem zu werden, das in der einen oder anderen Form annähernd ein Viertel der kindlichen Bevölkerung betrifft. Dabei ist es oft schwierig, die Ursache-Wirkungs-Zusammenhänge von Allergien zu begründen[9].

---

[4] Weißbuch (2007): S. 2
[5] Vertrag von Lissabon (2007): S. 128, 142
[6] Teichert-Barthel et al. (2010): S. 429
[7] Grugel (2008): S. 52
[8] Hacker (2008): S. 10
[9] FTE Info (2004)

Auch zeichnen sich deutlich volkswirtschaftliche Kostensteigerungen aufgrund zunehmender Adipositas bzw. Adipositas-assoziierter Krankheiten ab, sodass die Gesundheitspolitik und Öffentlichkeit ein wachsendes Interesse an gesundheitlichen Präventionsmaßnahmen zeigen müssen. Die hohen Kosten im Gesundheitswesen sind mittlerweile auch von den reichen Industriestaaten kaum mehr zu schultern. Experten fordern seit längerem einen verstärkten Einsatz für gesunde und ausgewogene Ernährung in Schulen und Kindergärten. Allein die Zahl der Ganztagsschulen steigt in Deutschland kontinuierlich. Auf Bestreben der Bundesregierung seit dem Jahr 2003, sollen in den nächsten Jahren bundesweit 10.000 Ganztagsschulen entstehen[10].

Auch die aktuelle bundesweite Diskussion über Verbesserungen im Bereich Hygiene und öffentliche Gesundheit wurde erneut in der Öffentlichkeit thematisiert. Aufgrund der knappen Ressourcen im Sozialversicherungssystem und der Erkenntnis, dass die kurative Medizin nicht alles leisten kann, ist der öffentliche Gesundheitsdienst in Deutschland den letzten Jahren wieder stärker in das Interesse von Politik und Öffentlichkeit gerückt. Die Forderungen werden daher lauter, die Entwicklungspotenziale des öffentlichen Gesundheitsdienstes (für die Schaffung eines Systems gemeinschaftlicher und gemeindenaher Gesundheitssicherung) wieder stärker zu nutzen. Die somit historisch gewachsenen präventivmedizinischen Aufgaben nehmen jedoch in einer modernen Gesellschaft und im Rahmen der Globalisierung ständig weiter zu. So ist auch der öffentliche Gesundheitsdienst einem Generationenumbruch ausgesetzt[11].

2.4   Instrumente

Das wesentliche Instrument der EU ist im Gesundheitsbereich die Förderung und Unterstützung der Zusammenarbeit der Mitgliedsstaaten sowie die Finanzierung der damit im Zusammenhang stehenden ausgeschriebenen Programme. Gesundheitsprogramme sollen die Gesundheitspolitik der Mitgliedstaaten ergänzen, sie unterstützen und einen Mehrwert schaffen. Sie dienen dem Schutz und der Förderung der menschliche Gesundheit und Sicherheit, sollen zu einer Verbesserung der öffentlichen Gesundheit führen und somit zu einem höheren Wohlstand in der gesamten Europäischen Union beitragen. Gesundheitsprogramme erfordern einen gesamtstrategischen Rahmen, der zentrale wie auch globale gesundheitspolitische Gesundheitsaspekte und Fragen in allen Politikbereichen abdeckt. Zur Wahrung dieser Aufgabe bedarf es einer sektorübergreifenden Zusammenarbeit und verlangt von allen Beteiligten eine Steigerung der Solidarität[12,13].

Im Rahmen eines Gesundheitsprogramms ließe sich beispielsweise die dringend benötigte Infrastruktur für eine gesunde Ernährung in Schulen und Kindergärten aufbauen. Da die Schul-

---

[10] Verbraucherzentrale Bundesverband e. V (2004): S. 4
[11] Bruns-Philipps et al. (2005): S. 1153
[12] Kaba-Schönstein
[13] Amtsblatt der Europäischen Union (2005): S. 7, 11

und Kindergartenverpflegung in der EU zum großen Teil keiner marktwirtschaftlichen Steuerung unterliegen, ließen sich Maßnahmen gezielt umsetzen und würden verbindlich greifen. Gesundheitsprogramme werden über einen Finanzierungsbeschluss der Europäischen Kommission für jedes einzelne Land bedarfsgerecht finanziert.

Die Gesetzgebungskompetenz zur „Angleichung" bzw. „Harmonisierung" der Rechtsvorschriften ist in Artikel 114 AEUV geregelt. Über ein ordentliches Gesetzgebungsverfahren gemäß Artikel 294 AEUV können Richtlinien und Verordnungen erlassen und gemäß Artikel 297 AEUV über das Amtsblatt der Europäischen Union veröffentlicht werden[14].

Ein verbesserter Umwelt- und Gesundheitsschutz gegen Allergien wurde Seitens der europäischen Umwelt- und Gesundheitspolitik bislang unzureichend beachtet[15]. So wäre es durchaus denkbar, würden alle Produkte den Verbraucher ausreichend über gesundheitliche Risiken und mögliche Nebenwirkungen entweder durch das Produkt selbst oder seine Inhaltsstoffe, ähnlich wie es bei Arzneimitteln oder Tabakwaren bereits üblich ist, informieren. Dieses Ziel ließe sich im Rahmen einer EU-Verordnung umsetzen. Denn gemäß Artikel 288 AEUV hat eine Verordnung allgemeine Geltung für jeden Mitgliedsstaat und ist verbindlich. Ein weiteres, wichtiges Instrument für die Erreichung einer gesetzlichen Bestimmung und Harmonisierung von Maßnahmen im Hinblick auf Hygiene und öffentliche Gesundheit kann ein Erlass von Richtlinien gemäß Artikel 290 AEUV sein. In diesem Fall wird im Rahmen eines normalen Gesetzgebungsverfahrens lediglich ein Rahmengesetz formuliert und die EU-Kommission dann für die Erreichung der Ziele damit beauftragt, europaweit verbindliche Regeln zu erlassen.

2.5   Grundsätze

Artikel 5 des Vertrages über die europäische Union (EUV) regelt die Abgrenzung der Zuständigkeiten der Union. Es gilt der Grundsatz der begrenzten Einzelermächtigung. D. h., die Union wird nur innerhalb der Grenzen ihrer Zuständigkeiten auf dem Gebiet der öffentlichen Gesundheit tätig, die ihr von den Mitgliedsstaaten in den Verträgen übertragen wurden. Nicht übertragene Zuständigkeiten verbleiben weiterhin bei den Mitgliedsstaaten. Für die Ausübung der Zuständigkeiten der Union müssen die Grundsätze der Verhältnismäßigkeit und Subsidiarität gewahrt werden. Die Maßnahmen der Union zur Erreichung der Ziele dürfen nicht über das erforderliche Maß hinaus gehen, d. h. in den Bereichen, die nicht ausschließlich in ihre Zuständigkeit fallen, darf die EU nur dann tätig werden, wenn die in Betracht gezogenen Maßnahmen von den Mitgliedsstaaten weder auf zentraler noch auf regionaler Ebene ausreichend

---

[14] Vertrag von Lissabon (2007): S. 107, 180ff
[15] FTE Info (2004)

verwirklicht werden können, sondern wegen ihres Umfangs oder ihrer Wirkung besser auf Unionsebene zu verwirklichen sind[16].

2.6 Risiken

Grundsätzlich liegen der Gesundheitsschutz, die Prävention und die Gesundheitsförderung und die Bereitstellung von Gesundheitsleistungen bei der Gesundheitspolitik in der Verantwortung der einzelnen Mitgliedsstaaten[17]. Gerade in den letzten Jahren hat sich gezeigt, dass sich die finanzielle Situation einzelner EU-Staaten (z. B. Griechenland, Portugal etc.) infolge der Finanz- und Wirtschaftskrise auf die Europäische Gemeinschaft als belastend gezeigt hat. Solche Staaten könnten in der Folge möglicherweise Richtlinien wegen fehlender finanzieller Mittel und der damit verbundenen Probleme nur schwer oder gar nicht umsetzen. Auch könnte z. B. eine EU-Verordnung dazu führen, dass ein einzelnes Mitgliedsland regional bereits über ein sehr gut funktionierendes Public-Health-System verfügt, die Umsetzung sich aber eher kontraproduktiv auswirken und das bestehende Systeme sogar schwächen könnte.

TEIL B
INTERNATIONALE ASPEKTE DES GESUNDHEITSWESENS UND DER GESUNDHEITSPOLITIK

3 Themenfeld 1: Schutz vor Passivrauchen

3.1 Tabak-Rahmenkonvention

Neben ansteckenden Krankheiten stellen nicht ansteckende Krankheiten zunehmend eine weltweite Bedrohung dar, welche maßgeblich mit dem Prozess der Globalisierung in Verbindung gebracht wird. Die weltweite Handelsliberalisierung fördert dabei auch den globalen Austausch von Genussmitteln. Nach Angabe der WHO sind der Tabakkonsum heute ursächlich ungefähr fünf Millionen Todesfälle jedes Jahr. Bei der Behandlung völkerrechtlicher Aktivitäten der WHO, darf ein Bereich nicht ausgeblendet bleiben: das Tabakrahmenübereinkommen / Tabak-Rahmenkonvention (TRÜ)[18], engl. Framework Convention on Tobacco Control (FCTC). Die TRÜ ist das erste und bislang einzige, völkerrechtlich verbindliche Gesundheitsabkommen weltweit. Dieses verfolgt das Ziel, heutige und zukünftige Generationen vor den negativen gesundheitlichen, gesellschaftlichen, umweltrelevanten und wirtschaftlichen Folgen des Tabakkonsums sowie des Passivrauchens zu schützen[19]. Die TRÜ wurde am 23.05.2003 von der WHA - der Weltgesundheitsversammlung, als oberstes Organ der WHO - einstimmig verabschiedet und trat am 27.02.2005 in Kraft. Damit stützte sich die WHO erstmalig auf ihre

---

[16] Vertrag von Lissabon (2010): S. 35, 178f
[17] Misigova et al. (2007): S. 10
[18] Scholz (2010): S. 19f, 115
[19] Drogenbeauftragte der Bundesregierung (2015): S. 1f

satzungsmäßige Kompetenz zur Rechtschaffung im Gesundheitsbereich nach Art. 19f WHO[20]. Mit 180 Vertragsparteien wurde sie weltweit von den meisten Staaten ratifiziert. Deutschland ratifizierte die Konvention am 16.12.2004[21]. Bereits auf der ersten Vertragsstaatenkonferenz, der Framework Convention on Tobacco Control (FCTC) im März 2006, wurden Arbeitsgruppen eingesetzt, die Leitlinien gegen den unerlaubten Handel mit Tabakerzeugnissen vorbereiten sollten (vgl. Art. 15 TRÜ). Im Rahmen der zweiten Konferenz am 20.09.2007 und der dritten Konferenz am 22.11.2008 wurden bereits die ersten Durchführungsleitlinien verabschiedet. Deren Leitlinien sind jedoch unverbindlich[22].

3.2 Leitlinien der WHO zum Schutz vor Passivrauchen (2007)

Zwischen den Jahren 2007 bis 2010 entstanden sieben Leitlinien[23]. U. a. wurde die „Leitlinie zum Schutz vor Passivrauchen" in der zweiten „Conference of the Bangkok to the WHO Framework Convention on Tobacco Control" im Juli 2007 per Beschluss angenommen[24]. Diese Leitlinie verfolgt zwei Ziele: Die Verpflichtungen nach Art. 8 TRÜ zu erfüllen und in diesem Rahmen die Vertragsparteien bei der Förderung des bestmöglichen Gesundheitsstandards und bei der Umsetzung von Maßnahmen zur Schaffung rauchfreier Zonen zu unterstützen sowie geeignete Gesetze für den nach Art. 8 TRÜ geforderten Schutz der Bevölkerung vor einer Belastung durch Tabakrauch zu erlassen[25].

3.3 Maßnahmen auf internationaler, europäischer und nationaler Ebene

Die seit mehr als zehn Jahre bestehende Tabakrahmenkonvention trug dazu bei, dass es zu erheblichen Fortschritten in der Nichtrauchergesetzgebung kam[26]. Die Leitlinien der Tabakrahmenkonvention sehen darüber hinaus nationale Maßnahmen vor, die u. a. Werbeverbote für Tabakprodukte, Informations- und Aufklärungskampagnen, einen verbesserten Jugendschutz sowie einen Schutz vor dem Passivrauchen beinhalten[27]. Der Vertrag wirkt damit langfristig und nachhaltig. Er sorgt ferner für einen stetigen Austausch erfolgreicher und innovativer Präventionskonzepte zur Tabakreduktion[28]. Deutschland hat mit dem „Gesetz zu dem Rahmenübereinkommen der WHO vom 21.05.2003 zur Eindämmung des Tabakgebrauchs" die Tabakrahmenkonvention bereits zum 19.11.2004 in nationales Recht umgesetzt[29]. Kurz gesagt: „Die Tabak-Rahmenkonvention ist eine „WHO-Erfolgsgeschichte auf ganzer Linie[30]!"

---

[20] Scholz (2010): S. 115
[21] Drogenbeauftragte der Bundesregierung (2005): S. 1, 60
[22] Scholz (2010): S. 118f
[23] Deutsches Krebsforschungszentrum (2011): S. 3
[24] Scholz (2010): S. 118f
[25] Deutsche Krebsforschungszentrum (2011): S. 7
[26] Drogenbeauftragte der Bundesregierung (2015): S. 1
[27] Drogenbeauftragte der Bundesregierung (2009): S. 126
[28] Drogenbeauftragte der Bundesregierung (2015): S. 1
[29] Bundesgesetzblatt online Bürgerzugang (2004): S. 1538
[30] Drogenbeauftragte der Bundesregierung (2015): S. 1f

3.4 Gesetzgebung auf EU-Ebene: Empfehlung 2009/C 296/02

Auf Grundlage des damaligen Art. 152 „Vertrag zur Gründung der Europäischen Gemeinschaft" (EG-Vertrag, EGV) - heute der Art. 168 „Vertrag über die Arbeitsweise der Europäischen Union" (AEUV)[31] - entstand die Empfehlung des Rates vom 30.11.2009 über rauchfreie Umgebungen (2009/C 296/02). Im Erwägungsgrund 21 verweist die Empfehlung dabei auch auf die bereits in Punkt 1.2 genannten Leitlinien zum Schutz vor der Belastung durch Tabakrauch. Die Empfehlung legt dabei nahe, dass die Vertragspartei sich bemühen sollte, diese Leitlinien innerhalb von fünf Jahren nach Inkrafttreten des Übereinkommens für die jeweilige Vertragspartei umzusetzen. Diese empfiehlt den EU-Mitgliedsstaaten bis spätestens Juli 2010 einen wirksamen Schutz vor der Belastung durch Tabakrauch an Arbeitsstätten in geschlossenen Räumen, in allen öffentlichen Einrichtungen, in öffentlichen Verkehrsmitteln und gegebenenfalls auch noch an anderen öffentlich zugänglichen Orten zu gewährleisten[32].

3.5 Gesetzgebung auf nationaler Ebene und hieraus entstehende Folgen

Das Bundesverfassungsgericht hat am 30.07.2008 in einem Grundsatzurteil richtungweisende Beschlüsse für den Nichtraucherschutz in der Gastronomie gefasst. Das Gericht attestierte damit dem Gesetzgeber, dass dieser ein striktes Rauchverbot in Gaststätten verhängen dürfe. Damit erhielt der Gesundheitsschutz einen Vorrang gegenüber dem Berufsfreiheitsrecht der Gastwirte und der Verhaltensfreiheit der Raucher. Hierbei legte das Gericht den Grundstein fest, nach dem die Landesgesetzgeber bis Ende 2009 eine Neuregelung ihrer Nichtraucherschutzgesetze zu treffen hatten[33]. So gilt beispielsweise im Saarland ab dem 28.03.2011 ein umfassendes Rauchverbot in sämtlichen Gaststätten. Als spektakulär sei an dieser Stelle auch der Volksentscheid vom 01.08.2010 in Bayern zu erwähnen, durch den das neue Gesetz zum Schutz der Gesundheit vom 23.07.2010 in Bayern in Kraft trat, das ein ausnahmsloses Rauchverbot in allen Gaststätten vorsieht[34].

4 Themenfeld 2: Schwerwiegende grenzüberschreitende Gesundheitsgefahren

4.1 Robert Koch-Institut (RKI) – Zuständigkeit und Zusammenarbeit

Das Robert Koch-Institut (RKI) gehört als obere Bundesbehörde dem Geschäftsbereich des Bundesministeriums für Gesundheit (BMG) an. Es ist ein Bundesinstitut und die zentrale Einrichtung der Bundesregierung auf dem Gebiet der Krankheitsüberwachung und -prävention[35]. Aufgabe des RKI ist die Gewinnung, Verbreitung und Weitergabe von Informationen bei einer (möglichen) Pandemie. Es hat die Rolle einer „nationalen Referenzstelle" bei den

---

[31] Niggemeier (2015): S. 1
[32] Amtsblatt der Europäischen Union (2009): S. 4
[33] Drogenbeauftragte der Bundesregierung (2009): S. 23f
[34] Drogenbeauftragte der Bundesregierung (2011): S. 34f
[35] RKI Leitbild (2012)

Informationsverfahren der Europäischen Union und der WHO. Auf Bundesebene bildet es den Schnittpunkt mit der föderalen Ebene als zentraler Informationsakteur und Wissensträger in einem besonderen Bund-Länder-Informationsverfahren[36].

4.2 Zusammenarbeit im Falle eines Ausbruchsgeschehens auf europäischer und internationaler Ebene

Experten aus dem RKI arbeiten regelmäßig sowohl bei der WHO als auch bei der Europäischen Union oder in internationalen Teams bei der Untersuchung von Krankheitsausbrüchen. Die Mitarbeiter des RKI sind in wichtigen internationalen Gremien vertreten; angegliedert sind diese u. a. bei der WHO oder beim Europäischen Zentrum für die Prävention und die Kontrolle von Krankheiten (ECDC)[37]. Gemäß Beschluss Nr. 1082/2013/EU besteht eine Zusammenarbeit auf europäischer Ebene über das Netz der „Epidemiologischen Überwachung" (Art. 6), im Rahmen der „Einrichtung eines Frühwarn- und Reaktionssystems", der „EWRS" für „Early Warning and Response System" (Art. 8), bei der „Risikobewertung" auf Ersuchen des Gesundheitssicherheitsausschusses oder durch die Initiative der zuständigen nationalen Behörden und dem Gesundheitssicherheitsausschuss (Art. 10) sowie gemäß Art. 11 im Rahmen der Koordinierung bei grenzüberschreitenden Gesundheitsgefahren. Der Art. 9 (2) „Warnmeldungen" regelt des Weiteren „Doppelmeldungen", wobei die nationale Behörde der WHO nach Art. 6 der internationalen Gesundheitsvorschriften (IGV) gleichzeitig mindestens eine „Warnmeldung" an das EWRS zu übermitteln hat[38].

4.3 Europäische Zentrum für die Prävention und Kontrolle von Krankheiten (ECDC)

Durch die Verordnung (VO) Nr. 851/2004 des Europäischen Parlamentes und des Rates vom 21.04.2004 wurde das ECDC mit Sitz in Stockholm, Schweden, errichtet. Das ECDC nahm seine Arbeit am 20.05.2005 auf. Als Rechtsgrundlage für die Errichtung dieser Behörde diente der damals geltende Art. 152 (4) EG (heute Art. 168 (5) AEUV - vgl. auch Pkt. 1.3). Dabei wurde das ECDC als Fördermaßnahme im Sinne des Art. 152 (4) EG deklariert. Hierunter fällt auch die Errichtung einer Gemeinschaftsinstitution. Der Gesundheitsschutz auf europäischer Ebene stellt jedoch keine autonome Aufgabe der Union dar. Das ECDC wurde in ihrer Handlungsfreiheit so eingegrenzt, dass die „komplementäre Zuständigkeit" der EU-Mitgliedsstaaten, auch nach Gründung der ECDC, weiterhin bestehen blieb. Das ECDC ist dessen ungeachtet als unabhängige Einrichtung anzusehen, die auf Dauer angelegt ist, die sich mit speziellen eigenständigen Aufgaben befasst und im Rahmen des Gemeinschaftsrechts mit einer

---

[36] Pflug (2013): S. 123
[37] RKI Leitbild (2012)
[38] Amtsblatt der Europäischen Union (2013): S. 1

eigenen Rechtspersönlichkeit ausgestattet ist. Folglich ist das ECDC als Agentur der Europäischen Union einzustufen[39].

4.4 Verordnung (VO) Nr. 851/2004

Die Agenturen auf Europäischer Ebene besitzen vor allem Aufgaben im Bereich der Informationsgewinnung und -verarbeitung. Die Tätigkeitsfelder bei der ECDC liegen somit in der Gewinnung, Bewertung und Weitergabe von Informationen der von übertragbaren Krankheiten ausgehenden Gesundheitsrisiken für die Bevölkerung sowie in der Zusammenarbeit mit Dritten, u. a. mit den mitgliedsstaatlichen Einrichtungen für Gesundheitspolitik. Diese Informationen gehen an die Mitgliedsstaaten und an die Kommission. Gemäß VO Nr. 851/2004 hat das ECDC die Aufgabe, wissenschaftliche Daten zu sammeln, solche zu erheben, zusammenzustellen, auszuwerten und auch zu verarbeiten. Weiterhin werden Forscherteams mobilisiert und koordiniert, die dann für Untersuchungen innerhalb des Gebietes der Europäischen Union und darüber hinaus tätig werden. Durch das ECDC wird ein europaweites Überwachungs- bzw. Surveillance-Netzwerk gebildet. Den Mitgliedsstaaten obliegen dabei Mitwirkungspflichten, die hierfür erforderlichen wissenschaftlichen Daten zu liefern. Sie haben außerdem alle Mitteilungen innerhalb des bestehenden Frühwarn- und Reaktionssystems an das Gemeinschaftsnetz zu übermitteln. Somit hat das ECDC bei einem Pandemiefall die Rolle einer besonders bedeutenden Institution auf europäischer Informationsebene. Die Zusammenstellung bzw. die Sammlung der Informationen durch das ECDC erfasst sowohl die wissenschaftlichen Befunde als auch die Krankheitsdaten der einzelnen Mitgliedsstaaten. Dieser Sammlungsauftrag bezieht sich darüber hinaus auch auf Informationen von nicht-regierungsamtlichen Quellen sowie von internationalen Organisationen wie der WHO[40].

4.5 Güterschutz und Verhältnismäßigkeit bei der Rechtsgüterabwägung

Der Beschluss Nr. 1082/2013/EU zu schwerwiegenden grenzüberschreitenden Gesundheitsgefahren ersetzt die Entscheidung Nr. 2119/98/EG und hebt diese auch auf. Denn neben übertragbaren Krankheiten machten weitere grenzüberschreitende Gesundheitsgefahren, wie z. B. biologische Agenzien, chemische Stoffe oder Umweltereignisse, einschließlich den zusätzlichen Risiken im Zusammenhang mit dem Klimawandel, ein koordiniertes Handeln innerhalb der Union in Bezug auf die Gesundheitssicherheit der europäischen Bürger/innen erforderlich (vgl. Erwägungsgrund 3). Auch verlangten innerhalb des letzten Jahrzehnts etliche Entwicklungen sowohl auf Unionsebene als auch auf internationaler Ebene eine Überarbeitung des Rechtsrahmens (vgl. Erwägungsgrund 2). Insbesondere sollen die folgenden Güter besonders geschützt werden: Arzneimittel, Medizinprodukte und auch Lebensmittel (vgl. Erwägungsgrund 7). Folglich sollte ein System auf Unionsebene eingerichtet werden, das

---

[39] RKI Leitbild (2012)
[40] Pflug (2013): S. 112-115

Warnmeldungen über schwerwiegende grenzüberschreitende Gesundheitsgefahren unabhängig von ihrem Ursprung übermittelt. Bei einer größeren Krise können Mitgliedsstaaten Unterstützung über ein Gemeinschaftsverfahren für den Katastrophenschutz anfordern (vgl. Erwägungsgrund 19). Der Erwägungsgrund 23 beschäftigt sich u. a. auch näher mit einer möglichen Krisensituation im Falle einer Influenzapandemie. Damit soll für solche Fälle ein beschleunigtes Inverkehrbringen von Arzneimitteln geschaffen werden, welches das Vorliegen von Ergebnissen einer klinischen oder nicht-klinischen Untersuchung dann nicht erfordert.

Grundsätzlich sind alle Mitgliedsstaaten aufgefordert, Gesundheitsrisiken auf nationaler Ebene zu bewältigen. Maßnahmen einzelner Mitgliedsstaaten könnten jedoch auch anderen Mitgliedsstaaten schaden. Das gilt insofern dann, wenn sie nicht miteinander vereinbar sind oder wenn sie sich auf eine widersprüchliche Risikobewertung stützen. Ziel der Koordinierung auf Unionsebene sollte es sein, dass die Maßnahmen auf nationaler Ebene verhältnismäßig sind (Erwägungsgrund 21). Eine erweiterte Zusammenarbeit könnte beispielsweise im Falle einer Pandemie so erfolgen, dass sich über ein System personenbezogene (sensible) Patientendaten auch Länder überschreitend austauschen ließen (Erwägungsgrund 25). Jedoch sollten solche Maßnahmen sich nur auf schwerwiegende grenzüberschreitende Gesundheitsgefahren beschränken und nicht mit den Rechten und Pflichten des AEUV, z. B. in Bezug auf Reise- und Handelsbeschränkungen, in Konflikt geraten (Erwägungsgrund 21). Sollten sich die Ziele zum Beschluss Nr. 1082/2013/EU auf nationaler Ebene nicht verwirklichen lassen, kann die Europäische Union auch im Rahmen des „Subsidiaritätsprinzips" tätig werden (Erwägungsgrund 28)[41].

4.6 Internationale Gesundheitsvorschriften (IGV) / International Health Regultions (IHR)

Das „Gesetz zu den Internationalen Gesundheitsvorschriften (2005) (IGV) vom 23.05.2005" trat mit seiner Veröffentlichung im Bundesgesetzblatt am 20.07.2007 in Kraft. Im Gesetzblatt wird auch der englischsprachige Gesetzestext „International Health Regulations (2005) (IHR)" abgedruckt[42]. Die IGV zielen auf schnelle Reaktionsmöglichkeiten bei Gefahren für die öffentliche Gesundheit. Sie enthält das Gebot der „unverzüglichen" Anzeige übertragbarer Krankheiten oder auch wenn eine gesundheitliche Notlage von internationaler Tragweite sich hieraus ergeben könnte (vgl. Art. 3). Ferner enthält die IGV allgemeine und besondere Bestimmungen für Maßnahmen auf dem Gebiet des internationalen Reise- und Frachtverkehrs sowie für Desinfektions- und Quarantänemaßnahmen, Anforderungen an Gesundheitspässen, Impfbescheinigungen und anderen Gesundheitsdokumenten. Sie beinhaltet darüber hinaus auch Empfehlungen der WHO, die von dem Notfallausschuss (zeitlich befristet) und

---

[41] Amtsblatt der Europäischen Union (2013): S. 1
[42] Bundesgesetzblatt online Bürgerzugang (2007): S. 930, 932

Prüfungsausschuss (ständig) abgegeben werden können. Beide Ausschüsse stellen das zentrale völkerrechtliche Instrument der internationalen Bekämpfung von Infektionskrankheiten dar[43].

5 Themenfeld 3: Grenzüberschreitende Gesundheitsversorgung in der EU

5.1 Art. 168 (7) des Vertrages über die Arbeitsweise der Europäischen Union (AEUV)

Gemäß Art. 168 (7) AEUV bleiben weiterhin die Organisation des Gesundheitswesens, die medizinische Versorgung, die Festlegung der Gesundheitpolitik und auch die Zuweisung der dafür bereitgestellten Mittel in der Verantwortung der jeweiligen Mitgliedstaaten[44]. Dies bedeutet, dass in Abs. 7 das Gesundheitswesen dem Kompetenzbereich der Mitgliedsstaaten zuzuordnen ist und demzufolge nicht in die ausschließliche Zuständigkeit der Europäischen Union fällt[45]. Somit scheidet dieser als Rechtsgrundlage für den Erlass der Patientenrichtlinie 2011/24/EU aus. Die Europäische Union kann die Gesundheitspolitik der Mitgliedsstaaten folglich nur ergänzen und fördern[46]. Auch besteht nicht immer rechtliche Sicherheit darüber, ob und inwiefern die Binnenmarktregeln, das Wettbewerbsrecht oder auch die Charta der Grundrechte einen zulässigen Eingriff in die in Art. 168 AEUV festgeschriebene nationale Zuständigkeit der Organisation des Gesundheitswesens nehmen. Das Europäische Recht bedarf an dieser Stelle einer fortlaufenden Auslegung. Sowohl die Europäische Kommission als auch der Europäische Gerichtshof nehmen entscheidend Einfluss auf die nationale Gesundheitspolitik[47].

5.2 Urteil des Europäischen Gerichtshofs (EuGH) C-120/95

Ausgangspunkt in der Rechtssache *Kohll (1998)* war die zahnmedizinische Behandlung einer Luxemburgerin im nahe gelegenen Trier. Das luxemburgische Krankenversicherungssystem basierte auf dem Kostenerstattungsprinzip. Der Antrag auf Kostenerstattung wurde unter Hinweis auf Art. 22 Verordnung (VO) (EWG) Nr. 1408/71[48] (früher auch „Wanderarbeiter-Verordnung" genannt)[49] mangels vorheriger Genehmigung abgelehnt. Da sich dieser Artikel jedoch auf die Sachleistungsaushilfe bei vorübergehendem Aufenthalt in einem anderen Mitgliedsstaat bezieht, regelt die Verordnung weder eine Kostenerstattung, noch untersagt sie diese. Damit war die Vereinbarkeit der streitigen Regelung mit der Dienstleistungsfreiheit zu prüfen. Eine nationale Regelung, welche die Kostenerstattung für eine Zahnbehandlung durch einen Zahnarzt in einem anderen Mitgliedstaat von einer Genehmigung abhängig macht, verstößt

---

[43] Pflug (2013): S. 86
[44] Brauße (2016): S. 93
[45] Kochskämper (2015): S. 115
[46] Brauße (2016): S. 94
[47] Kochskämper (2015): S. 116
[48] Brauße (2016): S. 54f
[49] Hochschule Magdeburg-Stendal (2016): S. 3

nach Ansicht des EuGH gegen Art. 59f EG-Vertrag (jetzt Art. 56f AEUV). Damit können sich Patienten auch ohne vorherige Genehmigung in einem Mitgliedsstaat ambulant behandeln lassen und hierfür eine Kostenerstattung verlangen. Zur Begründung stellte der EuGH zunächst fest, dass der Grundsatz des freien Dienstleistungsverkehrs auch für das Gebiet der sozialen Sicherheit gilt. Durch die Kostenerstattung einer Zahnbehandlung in einem anderen Mitgliedsstaat sah dieser keine wesentlichen Auswirkungen auf die Finanzierung des Systems der sozialen Sicherheit. Jedoch erfolgt die Kostenübernahme für eine solche Versorgung nur dann, wenn das Krankenversicherungssystem eine Deckung garantiert[50].

5.3 Urteil des Europäischen Gerichtshofs (EuGH) C-358/99

Die Erstattung der Behandlungskosten aus einem anderen Mitgliedsstaat verlangte der EuGH in der Rechtssache *Müller-Fauré* und *van Riet (2003)*. Es ging hierbei um die Kostenerstattung für zwei niederländische Staatsangehörige. Diese wollten einerseits den Urlaub in Deutschland nutzen, um ohne vorherige Genehmigung zum Zahnarzt zu gehen. Anderseits ließen sie eine Untersuchung sowie die sich dann ergebene Operation ohne vorherige Genehmigung in einem belgischen Krankenhaus durchführen, da es dort zu einem früheren Termin als in den Niederlanden möglich war. Der EuGH wiederholte zunächst, dass auf medizinische Tätigkeiten – unabhängig davon, ob ambulant oder stationär – die Bestimmungen über den freien Dienstleistungsverkehr Anwendung finden, woran auch die Zugehörigkeit zum Bereich der sozialen Sicherheit nichts ändere. Im Hinblick auf die Behandlung in einem Krankenhaus verwies der Gerichtshof auf seine Ausführungen im Urteil *Smits* und *Peerbooms (2001)*, wonach eine vorherige Genehmigung grundsätzlich notwendig und angemessen ist, jedoch auf im Voraus bekannten objektiven und nicht diskriminierenden Kriterien beruhen muss. Eine Genehmigung ist somit zu erteilen, wenn die medizinische Behandlung des Versicherten dies erfordert.

Insgesamt führt diese Entscheidung zu einer Einschränkung der Mitgliedstaaten in ihrer Souveränität bei der Ausgestaltung ihrer Systeme zur gesetzlichen Krankenversicherung. Und dies nicht nur unmittelbar durch die Entscheidung der Unzulässigkeit eines Genehmigungsvorbehalts, sondern auch durch das Setzen von weiteren Rahmenbedingungen für die Ausgestaltung, was eine weitere Anpassung der Gesundheitssysteme der Mitgliedstaaten, aber auch einen erzwungenen „Wettbewerb der nationalen Gesundheitssysteme" bewirkt[51].

5.4 Verordnung (VO) (EG) Nr. 883/04 – ungeplante med. Leistungsinanspruchnahme

Nach VO (EG) Nr. 883/04 können medizinische Leistungen, die im europäischen Gastland nachgefragt werden, erstattet werden. Die Bestimmungen, die diese Verordnung beinhaltet, sind älter als die RL 2011/24/EU Patientenmobilitätsrichtlinie (vgl. Punkt 4.1). Bisher ist nicht

---

[50] Brauße (2016): S. 54f
[51] ebanda, S. 60f

abzusehen, ob diese ältere Norm zur Dienstleistungsfreiheit im Gesundheitswesen aufgegeben und ausschließlich durch die Patientenmobilitätsrichtlinie ersetzt wird. Die Verordnungen zielen zunächst auf die „ungeplante medizinische Leistungsinanspruchnahme" im Gastland (= Behandlungsmitgliedsstaat), z. B. bei einer plötzlichen Erkrankung oder bei einem Unfall. Dies gilt für Versicherte, die sich in dem entsprechenden Mitgliedsstaat vorübergehend aufhalten, wie z. B. Touristen. Die Versicherten erhalten alle Sachleistungen im Umfang des „Behandlungsmitgliedsstaates". Der Versicherte ist so zu behandeln, als wäre er im entsprechenden Staat versichert. Der Leistungsumfang gilt für alle Leistungen einer Behandlung, die sich nicht bis zur Rückkehr des Patienten hinausschieben lassen. Der für die Versicherung zuständige Versicherungsträger übernimmt hierzu alle anfallenden Kosten[52].

5.5 Verordnung (VO) (EG) Nr. 883/04 – gezielte med. Leistungsinanspruchnahme

Aber auch bei einer „gezielten medizinischen Leistungsinanspruchnahme" im Gastland kann die VO (EG) Nr. 883/04 Anwendung finden. Das bedeutet, der Patient sucht hierbei gezielt einen anderen EU-Mitgliedsstaat auf, um dort die spezifische Gesundheitsversorgung zu erhalten. Diese stehen zwar grundsätzlich unter Genehmigungsvorbehalt. Eine Genehmigung ist aber zu erteilen, wenn die entsprechende Behandlung nicht rechtzeitig durch den zuständigen Träger erbracht werden kann. Der Kostenträger kann den Leistungsumfang dann allerdings auf bestimmte Leistungen beschränken. Anwendung findet diese Verordnung zudem im Regelfall auf Versicherte, die ihren Wohnsitz in das europäische Ausland verlagern, aber weiterhin im inländischen System versichert sind, wie z. B. Rentner oder maximal 24 Monate entsandte Arbeitnehmer. Die Verrechnung erfolgt dabei zwischen den Sozialsystemen. Problematisch ist dieses Regelwerk insbesondere, weil im Gegensatz zu den Bestimmungen der RL 2011/24/EU Patientenmobilitätsrichtlinie, die Behandlung im europäischen Gastland zu Lasten der inländischen Versicherungsgemeinschaft erfolgen kann. Denn ohne einen entsprechenden Aufschlag auf die Versicherungsbeiträge beteiligen sich die Patienten bzw. die im EU-Gastland lebenden Personen, die im Gastland Leistungen nachfragen, nicht an der Finanzierung dieser zusätzlichen Leistungen. Der Großteil der höheren Kosten durch eine zusätzliche Leistungsinanspruchnahme wird im Übrigen auf die Beitrags- bzw. Steuerzahler zuhause abgewälzt[53].

5.6 Richtlinie (RL) 2011/24/EU – Patientenmobilitätsrichtlinie – erweiterte Regelung

Für geplante medizinische Behandlungen im europäischen Gastland (= Behandlungsmitgliedsstaat) gilt zunächst die RL 2011/24/EU über die Ausübung der Patientenrechte in der grenzüberschreitenden Gesundheitsversorgung. Laut dieser Richtlinie ist es EU-Bürgern/innen zunächst einmal grundsätzlich gestattet, medizinische Leistungen, die in ihrem

---

[52] Kochskämper (2015): S. 132
[53] ebenda: S. 132f

Herkunftsland (= Versicherungsmitgliedstaat) erstattet werden, auch im europäischen Gastland nachzufragen. Ambulante Behandlungen dürfen daher ohne „Vorabgenehmigung" des jeweiligen Kostenträgers im Ausland erfolgen. Ausgenommen hiervon sind jedoch stationäre Behandlungen, die den Einsatz einer hoch spezialisierten und kostenintensiven medizinischen Infrastruktur oder Ausrüstung verlangen oder eine Übernachtung des Patienten im Krankenhaus für mindestens eine Nacht erforderlich machen. Denn diese stehen mit dem Hinweis auf das Allgemeininteresse unter Genehmigungsvorbehalt (vgl. Art. 8)[54]. Es wird jedoch nicht erklärt, unter welchen konkreten Umständen eine Genehmigung verweigert werden darf, d. h., wann ein Allgemeininteresse vorliegt. Gemäß der Richtlinie dürfen Leistungen im Umfang des Leistungskatalogs des „Versicherungsmitgliedstaates" nachgefragt werden. Auch die Erstattung erfolgt nach den Regeln des „Versicherungsmitgliedstaates". Es können maximal die dort geltenden Sätze, abzüglich der ggf. höheren Verwaltungskosten, erstattet werden. Sind im „Behandlungsmitgliedsstaat" jedoch die Kosten höher als der Erstattungsbetrag im „Versicherungsmitgliedstaat", hat der Versicherte die Differenz selbst zu tragen[55].

---

[54] Amtsblatt der Europäischen Union (2011): S. 45
[55] Kochskämper (2015): S. 131f

Literaturverzeichnis

Amtsblatt der Europäischen Union (2005)

Europäische Union (Hrsg.) (2005): Amtsblatt der Europäischen Union: „Aktionsprogramm der Gemeinschaft in den Bereichen Gesundheit und Verbraucherschutz 2007-2013", Beschluss Nr. 1350/2007/EG, 2005, www.ec.europa.eu, zuletzt geprüft am 10.04.2011

Amtsblatt der Europäischen Union (2009)

Europäische Union (Hrsg.) (2009): Amtsblatt der Europäischen Union. Ausgabe in deutscher Sprache C296. Mitteilungen und Bekanntmachungen. 52. Jahrgang. 05.12.2009. Empfehlung des Rates vom 30.11.2009 über rauchfreie Umgebungen 2009/C 296/02. In: EUR-Lex, http://eur-lex.europa.eu/, der Zugang zum EU-Recht, 1998-2016. Online verfügbar unter: http://eur-lex.europa.eu/legal-content/DE/TXT/?uri=uri-serv:OJ.C_.2009.296.01.0004.01.DEU&toc=OJ:C:2009:296:TOC, zuletzt geprüft am 20.06.2016

Amtsblatt der Europäischen Union (2011)

Europäische Union (Hrsg.) (2011): Amtsblatt der Europäischen Union. Ausgabe in deutscher Sprache L88. Rechtsvorschriften. 54. Jahrgang. 04.04.2011. Richtlinie 2011/24/EU des Europäischen Parlamentes und des Rates vom 09.03.2011 über die Ausübung der Patientenrechte in der grenzüberschreitenden Gesundheitsversorgung. In: EUR-Lex, http://eur-lex.europa.eu/, der Zugang zum EU-Recht, 1998-2016. Online verfügbar unter: http://eur-lex.europa.eu/legal-content/DE/TXT/?uri=uri-serv:OJ.L_.2011.088.01.0045.01.DEU&toc=OJ:L:2011:088:TOC, zuletzt geprüft am 20.06.2016

Amtsblatt der Europäischen Union (2013)

Europäische Union (Hrsg.) (2013): Amtsblatt der Europäischen Union. Ausgabe in deutscher Sprache L293. Rechtsvorschriften. 56. Jahrgang. 05.11.2013. Beschluss Nr. 1082/2013/EU des Europäischen Parlamentes und des Rates vom 22.10.2013 zu schwerwiegenden grenzüberschreitenden Gesundheitsgefahren und zur Aufhebung der Entscheidung Nr. 2119/98/EG (Text von Bedeutung für den EWR). In: EUR-Lex, http://eur-lex.europa.eu/, der Zugang zum EU-Recht, 1998-2016. Online verfügbar unter: http://eur-lex.europa.eu/legal-content/DE/TXT/?uri=uriserv:OJ.L_.2013.293.01.0001.01.DEU&toc=OJ:L:2013:293:TOC, zuletzt geprüft am 20.06.2016

Brauße (2016)

Brauße, K. (2016): Die europäische Patientenrichtlinie aus vertragszahnärztlicher Perspektive. Ebsen, I., Gerlinger, T., Wallrabenstein, A. (Hrsg.). In: Schriften zur Gesundheitspolitik und zum Gesundheitsrecht. Schriftenreihe des Instituts für Europäische Gesundheitspolitik und Sozialrecht an der Johann Wolfgang Goethe-Universität Frankfurt. Band 19. Frankfurt am Main. Frankfurt am Main: Peter Lang GmbH. Internationaler Verlag der Wissenschaften

Bruns-Philipps et al. (2005)

Bruns-Philipps, E. / Pohlabeln, H. / Hoopmann, M. / Reinke F. / Windorfer A.: „Der öffentliche Gesundheitsdienst als Kooperationspartner in der Prävention", Bundesgesundheitsblatt, Vol. 48, Nr. 10, Springer Verlag Berlin / Heidelberg, 2005, S. 1153 – 1161

Bundesgesetzblatt online Bürgerzugang (2004)

Bundesanzeiger Verlag GmbH (Hrsg.) (2004): Bundesgesetzblatt. Jahrgang 2004. Teil II. Nr. 36. ausgegeben zu Bonn am 29.11.2004. Gesetz zu dem Rahmenübereinkommen der Weltgesundheitsorganisation vom 21.05.2003 zur Eindämmung des Tabakgebrauchs (Gesetz zu dem Tabakrahmenübereinkommen) vom 19.11.2004. In: Bundesgesundheitsblatt online Bürgerzugang, http://www.bgbl.de/xaver/bgbl/start.xav?startbk=Bundesanzeiger_BGBl. Online verfügbar unter: http://www.bgbl.de/xaver/bgbl/start.xav?startbk=Bundesanzeiger_BGBl#__bgbl__%2F%2F*%5B%40attr_id%3D%27bgbl204s1538.pdf%27%5D__146641 8049213, zuletzt geprüft am 20.06.2016

Bundesgesetzblatt online Bürgerzugang (2007)

Bundesanzeiger Verlag GmbH (Hrsg.) (2007): Bundesgesetzblatt. Jahrgang 2007. Teil II Nr. 23. ausgegeben zu Bonn am 27.07.2007. Gesetz zu den Internationalen Gesundheitsvorschriften (2005) (IGV) vom 23.05.2005 vom 20.07.2007. In: Bundesgesundheitsblatt online Bürgerzugang, http://www.bgbl.de/xaver/bgbl/start.xav?startbk=Bundesanzeiger_BGBl. Online verfügbar unter: http://www.bgbl.de/xaver/bgbl/start.xav?startbk=Bundesanzeiger_BGBl#__bgbl__%2F%2F*%5B%40attr_id%3D%27bgbl207s0930.pdf%27%5D__146642 8143548, zuletzt geprüft am 20.06.2016

Deutsches Krebsforschungszentrum (2011)

Deutsches Krebsforschungszentrum (Hrsg.) (2011): Perspektiven für Deutschland: Das Rahmenübereinkommen der WHO zur Eindämmung des Tabakgebrauchs. WHO Framework Convention on Tobacco Control (FCTC). 1. Auflage. Heidelberg. St. Ilgen Stadt Leimen: W&F Druck und Medien GmbH

Drogenbeauftragte der Bundesregierung (2005)

Bundesministerium für Gesundheit (Hrsg.) (2005): Drogen- und Suchtbericht 2005. In: Die Drogenbeauftragte der Bundesregierung, http://www.drogenbeauftragte.de/. Online verfügbar unter: http://www.drogenbeauftragte.de/fileadmin/dateien-dba/Service/Publikationen/Drogen_und_Suchtbericht_2005_Drogenbeauftragte.pdf, zuletzt geprüft am 20.06.2016

Drogenbeauftragte der Bundesregierung (2009)

Bundesministerium für Gesundheit (Hrsg.) (2009): Drogen- und Suchtbericht 2009. In: Die Drogenbeauftragte der Bundesregierung, http://www.drogenbeauftragte.de/. Online verfügbar unter: http://www.drogenbeauftragte.de/fileadmin/dateien-dba/Service/Publikationen/Drogen_und_Suchtbericht_2009_Drogenbeauftragte.pdf, zuletzt geprüft am 20.06.2016

Drogenbeauftragte der Bundesregierung (2011)

Bundesministerium für Gesundheit (Hrsg.) (2011): Drogen- und Suchtbericht 2011. In: Die Drogenbeauftragte der Bundesregierung, http://www.drogenbeauftragte.de/. Online verfügbar unter: http://www.drogenbeauftragte.de/fileadmin/dateien-dba/Service/Publikationen/Drogen_und_Suchtbericht_2011_110517_Drogenbeauftragte.pdf, zuletzt geprüft am 20.06.2016

Drogenbeauftragte der Bundesregierung (2015)

Bundesministerium für Gesundheit (Hrsg.) (2015). 10 Jahre Tabakrahmenkonvention der WHO – eine Erfolgsgeschichte. Pressemitteilung 27.02.2015. In: Die Drogenbeauftragte der Bundesregierung, http://www.drogenbeauftragte.de/. Online verfügbar unter: http://www.drogenbeauftragte.de/fileadmin/dateien-dba/Presse/Pressemitteilungen/Pressemitteilungen_2015/2015-02-27_PM_Tabakrahmenkonvention.pdf, zuletzt geprüft am 20.06.2016

Hochschule Magdeburg-Stendal 2016

Hochschule Magdeburg-Stendal (Hrsg.) (2016): Einsendeaufgaben 2016 zum Modul: Internationale Aspekte des Gesundheitswesens und der Gesundheitspolitik, Fachbereich Wirtschaft. Fernstudiengang Management im Gesundheitswesen. Hochschule Magdeburg-Stendal (Hrsg.). Magdeburg, unveröffentlichte Ausgabe

FTE Info (2004)

FTE Info: Gesundheitsforschung – Das Rätsel der Allergien, Magazin über europäische Gesundheitsforschung, Europäische Kommission, 2004, http://ec.europa.eu, zuletzt geprüft am 10.04.2011

Gesundheit-EU

Gesundheit-EU: Herz-Kreislauf-Erkrankungen, Das Portal der Europäischen Union zur öffentlichen Gesundheit, Europäische Union, http://ec.europa.eu/health-eu, zuletzt geprüft am 10.04.2011

Grugel (2008)

Grugel, C: Kinder InFORM – Deutschlands Initiative für gesunde Ernährung und mehr Bewegung, Fachvortrag: Kinder in eine gesunde Zukunft, Berlin, 2008, S. 51 – 55, http://www.bmg.bund.de, zuletzt geprüft am 10.04.2011

Hacker (2008)

Hacker, J.: Grußwort, Begrüßungsrede während der Tagung, Kinder in eine gesunde Zukunft, Berlin, 2008, S. 9 – 10, http://www.bmg.bund.de, zuletzt geprüft am 11.04.2011

Kaba-Schönstein

Kaba-Schönstein, L.: Leitbegriffe der Gesundheitsförderung, Leitbegriffe A-Z, Gesundheitsförderung IV: Die Europäische Gemeinschaft und Union als Akteur in der Gesundheitsförderung, Bundeszentrale für gesundheitliche Aufklärung (BZgA), www.leitbegriffe.bzga.de, zuletzt geprüft am 09.04.2011

Kochskämper (2013)

Kochskämper, S. (2013): Das Gesundheitswesen in der Europäischen Union: Perspektiven für eine künftige Ausgestaltung. In: Untersuchungen zur Wirtschaftspolitik. Institut für Wirtschaftspolitik an der Universität zu Köln (Hrsg.). Band 138. Köln. Köln: Institut für Wirtschaftspolitik

Misigova (2007)

Misigova, I. / Ganzleben, C. / Vancauwenbergh, S. / Rachel, I.: „Willkommenspaket zum Thema Gesundheitswesen", Generaldirektion interne Politikbereiche der Union, Direktion A für Wirtschafts- und Wissenschaftspolitik, Umweltfragen, Volksgesundheit und Lebensmittelsicherheit, Brüssel, 2007, www.europarl.europa.eu, zuletzt geprüft am 09.04.2011

Niggemeier (2015)

Niggemeier, Dr. F. (2015): Art. 168 AEUV. In: Nomos Kommentar. Sonderdruck aus Band 3., S. 1-40. In: von der Groeben, Dr. H., Schwarze. Prof. Dr. Dr. J., Hatje, Prof. Dr. A. (Hrsg.). Europäisches Unionsrecht. 7. Auflage. 2015. Baden-Baden: Nomos Verlag

Pflug (2013)

Pflug, M. (2013): Pandemievorsorge – informationelle und kognitive Reglungsstrukturen. In: Schriften zum Öffentlichen Recht. Hamburger Studien zum Europäischen und internationalen Recht (Hrsg.). Band 1240. Hamburg. Berlin: Duncker & Humbolt GmbH

RKI Leitbild (2012)

Robert Koch-Institut (Hrsg.) (2012): Das Leitbild des Robert Koch-Instituts, Gesundheit schützen, Risiken erforschen, Stand: 08.11.2012. In: http://www.rki.de/DE/Home/home-page_node.html. Online verfügbar unter: http://www.rki.de/DE/Content/Institut/Leitbild/Leit-bild_node.html, zuletzt geprüft am 20.06.2016

Scholz (2010)

Scholz, R. (2010): Internationaler Gesundheitsschutz und Welthandel: Das Verhältnis des Gesundheitsvölkerrechts zum WTO-Recht. In: Schriften zum Öffentlichen Recht. Hamburger Studien zum Europäischen und internationalen Recht (Hrsg.). Band 52. Hamburg. Berlin: Duncker & Humbolt GmbH

Teichert-Barthel (2010)

Teichert-Barthel, U. / Eikmann, T. / Exner, M.: Hygiene und Öffentliche Gesundheit als universitäres Lehrfach etablieren, Deutsche Gesellschaft für Krankenhaushygiene (DGKH), Hygiene und Medizin, Heft 11, mhp – Verlag GmbH, Wiesbaden, 2010, S. 428 – 430

Verbraucherzentrale Bundesverband e. V. (2007)

Verbraucherzentrale Bundesverband e. V. (2007): Tafel-Freuden? – Das Essen an deutschen Schulen, Dossier zur Situation der Schulverpflegung in Deutschland, Berlin, 2007, www.vzbv.de, zuletzt geprüft am 09.04.2011

Vertrag von Lissabon (2010)

Vertrag von Lissabon (2010): Schriftreihe, Bd. 1056, Bundeszentrale für politische Bildung (bpb), Bonn, 2010

Weißbuch (2007)

Weißbuch: Gemeinsam für die Gesundheit – Ein strategischer Ansatz der EU für 2008-2013, Kommission der Europäischen Gemeinschaft, KOM DE 630, Brüssel, 2007, www.eur-lex.eu-ropa.eu , zuletzt geprüft am 09.04.2011

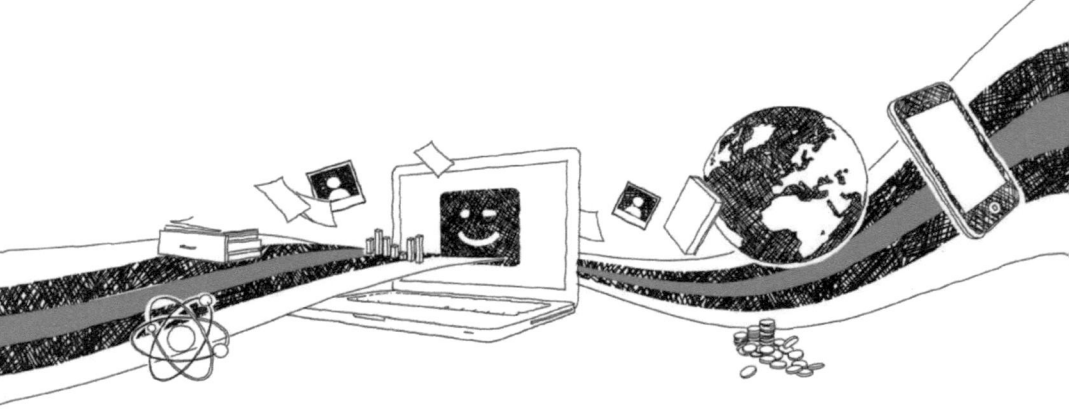
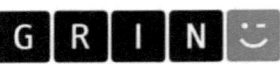